RELATION

D'UN CAS DE

SIMULATION DE LA FOLIE

APPLICATIONS MÉDICO-LÉGALES;

PAR

LE Dr V. PARANT,

Directeur-Médecin de la Maison de Santé de Toulouse.

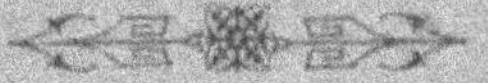

LILLE,

AU BUREAU DU *JOURNAL DES SCIENCES MÉDICALES*,

65, RUE DU PORT.

—

1885.

RELATION

D'UN CAS DE

SIMULATION DE LA FOLIE

APPLICATIONS MÉDICO-LÉGALES;

PAR

LE Dr V. PARANT,

Directeur-Médecin de la Maison de Santé de Toulouse.

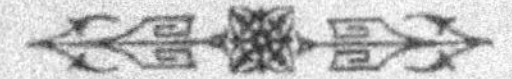

LILLE,

AU BUREAU DU *JOURNAL DES SCIENCES MÉDICALES*,

56, RUE DU PORT.

1885.

SIMULATION DE LA FOLIE.

RAPPORT MÉDICO-LÉGAL.

La simulation de la folie par des criminels est une chose assez commune ; ce qui est moins commun, c'est que cette simulation persiste longtemps. Dans la majeure partie des cas elle dure moins de trois mois. Les cas où elle se prolonge davantage peuvent être regardés comme exceptionnels. Cette considération nous ongage à publier un rapport médico-légal concernant un simulateur, que nous avons eu récemment l'occasion d'observer et qui a simulé pendant près d'une année. L'histoire de cet homme est du reste intéressante à d'autres égards. Plusieurs particularités de sa simulation sont tout à fait dignes d'attention ; tels sont notamment des accès convulsifs épileptiformes qui se sont produits fort tardivement, au moment où l'individu allait cesser de simuler.

Nous soussignés, docteurs en médecine, domiciliés à Toulouse, Bouteille, directeur-médecin de l'asile public d'aliénés ; Guilhem, médecin des hôpitaux civils ; V. Parant, directeur-médecin de la maison de santé.

Commis par ordonnance de M. le juge d'instruction près le tribunal civil de Toulouse, en date du 10 juin 1882, à l'effet d'examiner l'état mental du sieur F...... Laurent, inculpé de vols ;

Avons prêté serment le 12 juin 1882 ;

Visité ensuite un grand nombre de fois le sieur F...... dans la prison de Toulouse, où il est détenu, et rédigé enfin le rapport suivant :

Le sieur F...... Laurent, arrêté sous l'inculpation de vols nombreux, commis avec des circonstances tout à fait aggravantes, avait subi, sans donner de signes de trouble mental, les commencements de l'instruction judiciaire dirigée contre lui. Il répondait fort bien aux questions qui lui étaient posées, opposant des dénégations aux accusations dirigées contre lui. Un jour, confronté avec un témoin inattendu, qui déclarait être sûr de le reconnaître comme auteur de l'un des vols en question, F...... changea brusquement d'attitude. Il entra subitement dans une surexcitation violente, voulut se précipiter sur le témoin, et les gardiens chargés de lui eurent beaucoup de peine à le maîtriser. A partir de ce moment il ne répondit plus une seule parole aux questions qui lui furent adressées ; il parut même ne pas les entendre. La surexcitation qu'il avait montrée se reproduisit, et ses violences furent telles qu'on dut lui mettre des fers pesants aux mains et aux pieds. C'est alors que nous fumes chargés de l'examiner et de dire s'il avait été réellement pris de folie, ou bien s'il simulait l'aliénation mentale.

Dans le cours de notre expertise, nous avons vu F...... passer par deux phases un peu différentes l'une de l'autre. Tout d'abord nous l'avons trouvé agité, remuant sans cesse, agressif, turbulent et tapageur. Dès qu'il nous voyait entrer dans le préau où il se trouvait, il quittait sa place, venait vers nous, cherchait à nous approcher, s'enfuyait aussitôt, tournait sur lui-même, se roulait à terre et faisait de nombreuses contorsions. Il entrait en fureur dès que quelqu'un faisait mine de le toucher ; sa fureur se traduisait par des regards terribles et haineux, par une menace de coups de poings, par un rugissement guttural retentissant. Quelquefois il saisissait un objet à sa portée et faisait mine de vouloir nous le jeter à la tête. Mais il se contenait toujours et recommençait sa pantomime désordonnée. Nous n'avons jamais pu obtenir une réponse de F...... qui paraissait même ne pas faire attention à nos paroles.

Ayant pris des informations auprès des différentes personnes de la prison, nous sûmes que F...... entrait dans cet état de fureur seulement quand il recevait des visites, soit les nôtres, soit celles d'autres personnes. Dans l'intervalle il devenait calme, se tenait à l'écart, évitant toute communication avec les prisonniers retenus dans le même préau que lui. Au moment des repas on lui apportait sa ration qu'il mangeait consciencieusement toute entière. Le soir il se rendait fort bien à son lit, et s'endormait sans effort d'un sommeil aussi profond que s'il n'eut rien eu sur la conscience.

A cette époque se produisirent quelques faits d'une importance évidente et significative.

Dans la journée F....... urinait dans son pantalon. Pour satisfaire ses autres besoins naturels il avait soin d'aller se mettre au-dessus de la lunette affectée à cette destination dans son préau. La nuit il ne salissait pas son lit. Au matin seulement il urinait un peu sur le bord. — Dans notre troisième visite, nous nous informions devant lui de sa manière d'être sous ce rapport, et l'un de nous s'étonna de ce que, dans une agitation pareille, F...... ne fut pas complètement gâteux. Dès le lendemain il l'était devenu, et depuis lors il a presque continuellement souillé de toute manière ses vêtements et le sol. Mais il a continué de ménager son lit, et ne l'a sali que très peu de fois.

Dans une autre visite nous nous étonnâmes de ce qu'il ne déchirait pas davantage ses vêtements. Depuis lors non seulement il les déchira tous, mais même il ne voulut rien supporter sur lui. Il est resté complètement nu pendant plusieurs semaines. Un matin cependant, il faisait très frais, et F...... avait froid. On lui offrit des vêtements qu'il accepta, et depuis lors, non seulement il ne les a pas déchirés, mais il n'a pas recommencé à les souiller, à les remplir de ses excréments. Cette transformation se produisait dans la seconde phase dont nous parlerons plus loin.

Voici encore un autre fait intéressant. Nous avons dit, et cette constatation est d'une grande importance, que F... dormait bien la nuit, ou, s'il ne dormait pas, qu'il restait fort tranquille, ne disant jamais une parole. Une nuit cependant il parla; ou plutôt il s'oublia. Dans le courant de la journée précédente nous l'avions visité, et nous entretenant devant lui comme si nous avions eu affaire à un vrai malade, nous avions agité la question de le soumettre au traitement sédatif, de lui imposer la diète et une médication appropriée à son état. En réalité nous ne parlions ainsi que pour faire croire à F..... que nous le considérions réellement comme aliéné. Il s'y laissa prendre. Pendant la nuit suivante il se mit à parler comme dans un rêve. Il répétait nos paroles très distinctement, traduisait nos intentions et les accompagnait de commentaires énergiques : « Qu'est-ce qu'ils me veulent, ces bougres-là? disait-il. Ils parlent de me mettre à la diète, comme si j'avais trop à manger ! Ils veulent me soigner, me donner des douches, comme si j'en avais besoin ! Je les em.....! » — Ce monologue, dit à voix haute et distincte, dura un certain temps, et prit fin lorsque F...... s'aperçut que ses voisins étaient éveillés et qu'on faisait attention à ses paroles.

Pour achever ce que nous avons à dire de cette première partie de nos observations, notons que F...... ne nous a jamais présenté les apparences de l'état fébrile. Outre la régularité de son sommeil et de son appétit, et la marche normale de ses digestions, il avait le visage calme, les lèvres non desséchées, la peau fraîche. Il ne s'est jamais prêté à ce que nous pussions lui examiner la langue, ou lui tâter le pouls. Le regard, que nous avons souvent interrogé, était difficile à saisir. F...... ne regardait jamais en face, ou bien dissimulait ses yeux derrière un froncement marqué des sourcils. Néanmoins nous avons pu nous rendre compte que loin d'avoir les yeux hagards, il était fort attentif à tout ce qui se passait, à ce qu'on voulait lui faire ; qu'il nous examinait et nous surveillait avec le plus grand soin.

Depuis une quinzaine de jours les allures de F...... se sont notablement modifiées. L'agitation, les mouvements désordonnés, les tendances furieuses qui se produisaient seulement en présence des visiteurs, ont presque complètement cessé de se produire. F...... est devenu calme. Lorsqu'on l'approche, il recule doucement, d'un air de défiance. Ou bien il paraît s'enhardir et vient au devant des personnes, comme attiré par la vue d'un objet brillant, un bouton de métal, une chaîne de montre qu'il fait mine de vouloir saisir. Il a pris un air niais et hébété. Il ne crie plus ; il ne rugit plus. Mais il est toujours très attentif et très difficile à atteindre. S'il voit une personne l'approcher davantage, un bras se lever près de lui, il fait un mouvement de recul, et son visage abandonne subitement l'expression niaise pour prendre une expression très caractéristique qui semble dire : « Ne me touchez pas ! » L'un de nous ayant involontairement levé une canne qu'il tenait à la main, F...... crut qu'on voulait le frapper, il fixa vivement son agresseur supposé et prit un air menaçant. Mais ayant vu qu'il s'était trompé, il reprit aussitôt son expression niaise. — Une fois nous pûmes déjouer son attention et l'un de nous le piqua légèrement à l'épaule avec la pointe d'un canif. F...... se redressa vivement, n'ayant plus du tout l'aspect d'un imbécile ou d'un dément. S'il n'eût été contenu par un gardien, il eût certainement fait un mauvais parti à celui qui l'avait touché. Il nous prouva ainsi du même coup que sa sensibilité physique n'était point disparue, point obtuse, et qu'en homme avisé il n'entendait pas qu'on lui fît du mal. Le gardien actuellement placé près de F...... est un homme vigoureux qui le contint aisément dans la circonstance dont il s'agit, et l'on a remarqué que F......, depuis qu'il est sous sa surveillance, est devenu beaucoup plus docile, qu'il obéit sans murmurer.

Nous avons dit précédemment que, dans ses mouvements désordonnés, F...... se laissait fréquemment tomber à terre. Dès le commencement nous avions été frappés de voir qu'il ne tombait pas involontairement ; ses mouvements paraissaient habilement combinés pour éviter les meurtrissures de la chûte. Actuellement cette disposition est bien évidente, bien facile à apprécier : F...... tombe doucement, de façon à ne pas se faire de mal. Cela est d'autant plus remarquable que les fers dont ses mains et ses pieds sont chargés, gênent tout à fait ses mouvements, et lui ôtent toute liberté d'allures.

Enfin la physionomie reste calme ; les yeux ont toujours la même netteté ; le regard est toujours attentif et investigateur. Il est vrai que les traits sont flétris, les yeux un peu caves, le visage amaigri. Mais ce résultat est dû assurément au régime cellulaire et à la dure coercition que F...... subit depuis longtemps déjà.

Tels sont les résultats de nos observations et des renseignements que nous avons pris. — Nous n'avons pas parlé de l'état de F...... antérieur au jour où sont survenus brusquement le mutisme et l'agitation. Nous n'avons pas eu à notre disposition des documents qui nous aient permis d'entrer dans des détails à ce sujet. Tout ce que nous savons, c'est que F...... réussit pendant longtemps à déjouer les recherches de la police ; que saisi et arrêté il se défendit avec vigueur ; qu'il ne donna à ce moment aucun signe d'aliénation mentale, et qu'il n'en donna pas davantage jusqu'au jour de sa confrontation avec le témoin dont nous avons parlé.

Et actuellement F. est-il un malade ? est-il un aliéné ?

Pour répondre à ces questions nous nous appuierons d'abord sur les nombreux détails que nous avons donnés et dont il ressort que F. possède actuellement toute son attention, toute sa présence d'esprit, et que ses actes portent presque partout l'empreinte d'une volonté bien déterminée. Le fait de la simulation résulte déjà nettement de l'interprétation de ces détails, de ces incidents multiples. Il ressort encore mieux de l'examen des différents états par lesquels F. est passé.

Trois particularités doivent principalement attirer l'attention : 1° Le mutisme complet dans lequel F. est subitement tombé ; 2° Son état d'agitation et de fureur violente ; 3° Enfin l'état de calme avec hébétude apparente où il est actuellement.

Le mutisme subit, instantané, ou, pour employer un terme plus scientifique, l'aphasie présentant ces même conditions peut se produire de trois manières différentes. Elle se produit ainsi chez une personne atteinte tout-à-coup d'une lésion grave des centres nerveux; ramollissement cérébral, hémorrhagie cérébrale, blessure du crâne. F. n'a rien éprouvé de cela, car il aurait présenté des phénomènes qui ont fait complètement défaut, savoir de la paralysie et de la perversion de la sensibilité physique.

En second lieu un individu dont les organes vocaux sont subitement altérés, peut devenir soudainement aphasique ; mais si alors l'émission des sons, l'exercice de la voix est impossible, du moins l'individu fait-il des efforts pour parler et remuer les lèvres comme s'il parlait réellement. D'ailleurs F. n'a pas de lésion des cordes vocales, si l'on en juge par les cris, par les rugissements qu'il a si fréquemment poussés.

Enfin l'aphasie subite peut encore se produire par suite d'une impression morale, d'une émotion très vive. Cela serait-il arrivé à F. ? Il a été mis tout-à-coup en présence d'une personne qu'il ne s'attendait pas à voir et dont la présence devait fort le contrarier ; ce saisissement l'a-t-il rendu muet ? Cela est inadmissible chez un homme de la trempe de F., habitué comme lui aux émotions de tout genre. Du reste les impressions comme celles dont nous parlons sont fugitives, ou si elles persistent, elles s'accompagnent d'une stupeur, d'une prostration qui n'ont pas été ici observées.

Ces considérations nous avaient dès le principe mis en défiance à l'égard de F..... Nous n'avons plus eu de doutes à son sujet, lorsque nous avons analysé ses autres attitudes.

Nous l'avons trouvé d'abord dans un état voisin de ce qu'on nomme l'agitation maniaque. Mais F...... n'a jamais eu l'aspect d'un maniaque réel, chez qui la physionomie, les traits sont d'une excessive mobilité ; et qui a toujours les yeux plus ou moins hagards. En outre les maniaques parlent, ils parlent beaucoup, sans cesse. Ils n'ont pas de sommeil, et ne connaissent pas le repos. Tous leurs mouvements, tous leurs actes dénotent la surexcitation cérébrale constante.

Actuellement F...... se rapproche davantage du dément, de l'imbécile. Mais il y a une raison péremptoire qui empêche de le considérer comme réellement tel. C'est que ni la démence, ni l'imbécillité ne surviennent avec une si grande rapidité. Ou bien si un individu perd subitement l'usage de ses facultés mentales et tombe dans la démence apparente, il présente des phénomènes de stupeur que F...... n'a jamais présentés. Et puis, à l'inverse de F......, les déments, les imbéciles n'ont pas comme lui un œil attentif, défiant, souvent plein d'astuce. Ils sont presque sans initiative. Leur sensibilité est plus ou moins émoussée. Ils sont indifférents à ce qui se passe autour d'eux, à ce qui les entoure. Quelquefois, sans doute, ils sont agités ; mais leur agitation présente les caractères ordinaires de l'état maniaque. Enfin ils parlent presque tous ; ils disent au moins un ou deux mots, et répondent quand on leur parle.

De toutes ces considérations il ressort nettement que F..... est un simulateur.

Enfin, si nous pouvions donner comme argument, comme preuve, l'impression que nous avons toujours éprouvée au cours de notre expertise, et cela en dehors de toute appréciation, de toute analyse scientifique, nous dirions que jamais F..... n'a eu l'aspect d'un aliéné, cet aspect d'après lequel, avec un peu d'habitude des malades, on reconnaît une maladie mentale avant d'avoir pu en déterminer le genre, l'espèce. Cette impression a été traduite d'ailleurs en termes caractéristiques dans une parole qui nous a été rapportée, d'un co-détenu de F....., impliqué avec lui dans les mêmes affaires criminelles : « F......, aurait dit ce complice, sait bien qu'il n'est pas plus fou que moi : il nous fait perdre du temps, tout simplement. »

Nos conclusions sont donc que :

1° Les différents états présentés par F...... ne se rapportent à aucune maladie mentale déterminée ;

2° F...... est un simulateur ;

3° Il est entièrement responsable.

Signé : BOUTEILLE, GUILHEM, V. PARANT, rapporteur.

Par suite de circonstances imprévues, il s'écoula trois mois environ, entre le dépôt de notre rapport, et la comparution de F...... devant les assises de la Haute-Garonne. Cette comparution eut lieu le 21 novembre 1882. Le défenseur de l'inculpé, s'appuyant sur ce que, depuis trois mois, la situation pouvait être modifiée, et que, selon ce que disent certains auteurs, la simulation de la folie pouvait fort bien avoir abouti à une folie véritable, demanda qu'il fût procédé à un supplément d'expertise, et que, pour cela, l'affaire fut renvoyée à une autre session. La Cour consentit à un renvoi seulement jusqu'au 26 novembre. Trois experts nouveaux furent nommés immédiatement pour procéder à un supplément d'expertise. L'un de ces experts se récusa et fut remplacé le lendemain. A l'audience du 26, ces derniers experts vinrent déclarer que l'état de F..... n'avait pas changé, et qu'ils se ralliaient entièrement aux conclusions de notre rapport.

Malgré les efforts de la défense, et les incertitudes bien naturelles dans lesquelles l'attitude extravagante de l'inculpé pouvait jeter des personnes étrangères à la connaissance des maladies mentales, le jury se rangea à l'opinion des experts. F...... fut condamné, sans admission de circonstances atténuantes, à vingt ans de travaux forcés et à vingt ans de surveillance. Les méfaits qu'il avait commis avaient si vivement impressionné l'opinion publique, que sa condamnation fut généralement approuvée. « Cette décision, constate l'*Union du Midi*, en date du 26 décembre, fut accueillie par une sorte d'applaudissement. » Le même journal ajoute : « Fidèle à son rôle d'insensé, le condamné gesticule et bat des mains en signe d'approbation. »

L'affaire n'était point terminée par ce jugement. Il y eut cassation, motif pris de ce que, l'un des experts nommés le 21 novembre ayant refusé le mandat qui lui était confié, son remplaçant avait été nommé en Chambre du Conseil, et non point, comme le veut la procédure, en audience publique, en présence de l'inculpé.

F...... comparut de nouveau devant le jury des assises de l'Ariège, au mois de janvier suivant. — Dans l'intervalle des deux sessions, son attitude ne s'était point démentie; il avait continué de garder le mutisme et de faire des extravagances. La persistance de cet état, qui durait depuis sept mois environ, commençait à jeter le doute dans l'esprit de bien des gens. — De notre côté, comme les conditions de simulation étaient toujours absolument les mêmes, nous persistions dans notre opinion première. A l'audience, après notre déposition verbale, le ministère public fit un des plus solides et des plus remarquables réquisitoires que nous ayons entendus. Le jury de l'Ariège fut convaincu comme l'avait été celui de la Haute-Garonne, et la Cour prononça la même sentence qui avait déjà été formulée.

F... ramené en prison, continua son rôle de simulateur. Au bout de quelques jours se produisirent des incidents inattendus. F... présenta des signes d'épilepsie; il eut plusieurs attaques convulsives. — Ces incidents nouveaux, connus du public, réveillèrent les doutes qui avaient commencé jadis à se produire, et firent tomber des imputations plus ou moins malveillantes sur les médecins qui avaient conclu à la simulation. Leur perspicacité fut trouvée en défaut. Ce mouvement d'opinion rencontra même de l'écho dans un journal de l'Ariège, qui écrivit sur le compte des experts des insinuations véritablement blessantes.

Ayant eu, d'une manière fortuite, connaissance de ces incidents, nous demandâmes des renseignements exacts à M. le Procureur de la République de Foix, qui nous fit l'honneur de nous répondre ce qui suit :

« Foix, 15 février 1883.

« Je m'empresse de vous transmettre les renseignements que vous désirez recevoir sur le compte du nommé F...

« La nouvelle que les journaux ont donnée est exacte. Son attitude ne s'était pas modifiée depuis sa condamnation. Le pourvoi en cassation avait été formé non par lui, mais par son défenseur, lorsque, le 7 de ce mois, un changement subit s'est produit, F... se trouvait dans le préau avec les autres prévenus, lorsqu'il est tombé à la renverse, et a été pris d'une attaque épileptiforme. Cette attaque, feinte ou réelle, a duré un quart d'heure environ Elle avait pris fin lorsque le médecin de la prison est arrivé. Les gardiens déclarent que F... avait à la bouche un peu d'écume sanguinolente. Le médecin ayant fait mine de lui faire une piqûre de morphine, F... est entré en fureur ; une lutte corps à corps s'est engagée avec un gardien, qui a même reçu une blessure à la main. Le lendemain une nouvelle attaque s'est produite ou a été simulée, mais beaucoup moins intense que la première, et pendant quelques minutes seulement. Depuis lors F... est redevenu calme, du moins en apparence, et on peut sans inconvénient le laisser avec les autres détenus. Immédiatement après la première attaque il a commencé à parler, et aujourd'hui il paraît avoir définitivement renoncé à son système de surdité et de mutisme. Il entend très bien, même quand on s'adresse à lui à demi-voix ; il parle très distinctement et répond à toutes les questions qu'on lui pose. Il mange et dort comme par le passé. Il a cessé d'être gâteux et ne salit plus ni ses vêtements ni son lit.

« Il y a donc sur ces divers points une amélioration notable, mais la simulation de l'idiotisme continue. Son but actuellement est, semble-t-il, de faire croire qu'il ne se souvient de rien de ce qui s'est passé depuis un an. Il prétend que nous sommes en 1882, et qu'il revient de la noce d'une de ses sœurs. Si on lui parle des crimes commis à Pamiers, il affirme avoir traversé cette ville sans s'y arrêter. Lorsqu'on lui dit qu'il a été condamné par la Cour d'Assises, il répond que c'est impossible, et qu'il n'a rien fait pour encourir une condamnation.

» Avant de vous répondre et afin de pouvoir vous fixer avec certitude, j'ai voulu voir et interpeller moi-même le condamné. Dès que je me suis présenté, il m'a demandé si j'étais le commissaire central et si je voulais lui faire enlever les fers et le renvoyer chez lui. « Il faudra aussi, a-t-il ajouté, me rendre mon argent. » Je suppose qu'il veut parler de l'argent dont il était porteur au moment de son arrestation. Enfin, me montrant sa barbe et ses cheveux qui sont très longs : « Tout ça, m'a-t-il dit, a poussé tout d'un coup, dans quelques jours, il faudra me le faire couper. » Je m'en revenais lorsque je l'ai aperçu faisant de grands gestes avec les bras. Les gardiens m'ont déclaré que ce n'était pas habituel et que c'était uniquement à ma présence qu'étaient dus ces gestes désordonnés.

» Telle est la nouvelle attitude de F..... Elle est de nature à confirmer plutôt qu'à ébranler notre conviction. Je demeure donc bien assuré que nous avons à faire à un audacieux simulateur... »

Il est facile, d'après les renseignements donnés par cette lettre, de reconnaître la simulation dans les accès de la fausse épilepsie. Suivant toute probabilité, en simulant alors les accès convulsifs, F...... ne croyait pas si bien faire. Mais on ne peut s'empêcher de remarquer qu'il agissait, consciemment ou non, avec une certaine habileté. On dirait qu'il voulait faire croire que jusque-là son intelligence avait été réellement sous l'influence d'un état morbide, lequel aboutissait, comme par une sorte de paroxysme, à des accidents épileptiformes. Ces accidents, constituant une espèce de crise, diminuaient la tension nerveuse et permettaient le retour des manifestations intellectuelles et de l'usage de la parole. Nous n'insistons pas sur cette interprétation, à laquelle nous ne prétendons pas donner une grande portée. Elle nous a paru cependant intéressante à signaler.

Nous avions prié M. le gardien en chef de la prison de Toulouse de prendre des renseignements sur la situation ultérieure de F...... Ce fonctionnaire s'y prêta avec beaucoup d'obligeance, et le 4 mai il nous apprit ce qui suit :

F...... avait été transféré de la prison de Foix à celle de Saint-Martin-de-Ré, pour être envoyé ensuite à la Nouvelle-Calédonie. Au milieu du voyage il avait fait des aveux confidentiels aux gardiens qui l'accompagnaient, et leur avait raconté, avec un sentiment de satisfaction marquée, qu'il avait réellement simulé la folie. Il est entré là-dessus dans de très longs détails. Ce qui est très curieux, c'est qu'il croyait avoir induit les experts en erreur. Il écoutait avec soin leurs paroles, a-t-il dit, afin d'en faire son profit. C'est ainsi qu'il est arrivé à satisfaire dans son pantalon ses besoins naturels, parce qu'il leur avait entendu dire que cette manière d'être était commune aux gens de sa situation. Il avait également entendu déclarer que les malades désordonnés comme lui ne dormaient pas. Mais, malgré ses efforts, il n'avait pas pu réussir à résister au sommeil.

Il a encore avoué que c'est d'après les conseils d'un de ses codétenus à la prison de Foix, qu'il avait simulé l'épilepsie. Du reste, ce codétenu, jugé par les assises de l'Ariège dans la même session que F......, avait lui-même à ce moment simulé la folie. Il s'était donné les apparences d'un affaissement complet, allant jusqu'à refuser la nourriture, et pendant plusieurs jours il s'était laissé nourrir à l'aide de la sonde œsophagienne. Moins tenace que F......, il n'avait pas tardé à renoncer à la simulation, qui avait d'ailleurs été parfaitement reconnue et mise en évidence par notre distingué confrère, M. le Dr Fabre, directeur de l'asile de St-Lizier (Ariège).

F..... a été embarqué le 8 août pour la Nouvelle-Calédonie. Pendant tout le temps de son séjour à St-Martin-de-Ré, il a été d'une conduite exemplaire. Voici comment en parle le gardien en chef de cette prison dans une lettre adressée le 24 août à son collègue de Toulouse :

« Grâce à sa bonne conduite, j'ai pu le mettre prévôt de dortoir pour la surveillance de ses codétenus. Il a fait un service exceptionnel sans donner le moindre motif de reproche. A l'atelier il était cité comme exemple à ses camarades, tant comme travail que comme conduite. En un mot, jamais aucune observation ne lui a été adressée par les agents, car sa conduite a été vraiment exemplaire............ Je dois encore ajouter qu'il m'a parfaitement avoué que sa conduite et ses procédés chez vous n'avaient été que jeux ; qu'il n'aurait jamais eu l'idée de faire pareils simulacres si des dispositions prises à son égard ne l'y avaient poussé... »

Les aveux définitifs de F. .. ont donc confirmé pleinement le jugement de simulation porté sur son compte.

Nous n'avons pas besoin d'insister davantage sur les particularités intéressantes de l'histoire de cet homme ; elles ressortent suffisamment d'elles-mêmes. Nous nous bornerons à faire deux remarques.

La première, c'est que les experts n'ont pas eu recours à des moyens extraordinaires pour mettre en évidence le fait de la simulation. C'est uniquement d'après des éléments essentiels de diagnostic médical qu'ils ont formulé leurs conclusions. Ils se sont bornés à constater et à interpréter les phénomènes que

présentait spontanément le simulateur. Ils ont sans doute
cherché à faire prendre le change à celui-ci, en lui laissant
croire qu'ils regardaient sa simulation comme une folie réelle.
Mais ils se sont abstenus d'agir sur lui soit par la violence, soit
par les moyens pharmaceutiques. L'emploi de ces moyens a
été conseillé, et même tenté dans les cas de ce genre. Il peut
se présenter telle circonstance où il faille y avoir recours.
Nous croyons cependant, d'une manière générale, qu'il vaut
mieux n'en point faire usage.

La seconde remarque, c'est que les faits comme celui que
nous venons de rapporter démontrent d'une façon péremptoire
que l'intervention des médecins est indispensable pour juger
les cas de folie, apparente ou réelle, qui sont soumis à l'appréciation des tribunaux. Des personnes étrangères à la connaissance des maladies mentales pouvaient fort bien croire que
F..... était fou. Ses actions étaient assez extravagantes pour
le faire regarder comme tel. Des médecins seuls pouvaient
non seulement ne pas se laisser abuser, mais encore déterminer comment et en quoi il y avait, non pas folie véritable,
mais bien simulation.

Un des incidents de l'audience des assises où F...... comparut, nous a donné l'occasion de présenter récemment à la
Société médico-psychologique (séance du 30 mars 1885), une
note sur cette question : « La simulation de la folie peut-elle
se terminer par la folie réelle ? » (1). Nous avons vu que le
défenseur de F....., s'appuyant sur l'opinion de quelques
auteurs, avait, pour faire exonérer son client, soutenu qu'il
en pouvait être ainsi. Nous avons eu la pensée de vérifier
l'opinion des auteurs ; nous avons fait sur ce point spécial des
recherches aussi étendues que possible, et nous sommes arrivé
à conclure que, jusqu'ici, il n'a été produit aucune observation,
aucun exemple qui permît de répondre d'une manière affirma-

---

(1) Cette note sera publiée dans les *Annales médico-psychologiques*, numéro
de juillet 1885.

tive à la question dont il s'agit. Cela, théoriquement, pourrait être ; mais rien ne prouve que cela soit.

Nous avons terminé notre note en exprimant l'avis que, jusqu'à ce que la preuve dont nous venons de parler ait été donnée, les traités de médecine légale, les travaux qui traitent de la simulation de la folie, et notamment ceux qui sont appelés à faire autorité dans la matière, doivent s'abstenir de dire que la simulation de la folie peut se terminer par la folie véritable. Une supposition de ce genre doit être laissée dans le domaine des travaux purement théoriques.

Il faut donc que les observateurs portent leur attention sur ce point spécial et que, s'ils rencontrent des faits explicites, ils les produisent, afin de fixer la science. Mais jusqu'à ce que la preuve par les faits en ait été donnée, la transformation directe de la folie simulée en folie véritable ne doit point intervenir parmi les données médico-légales de la médecine mentale.

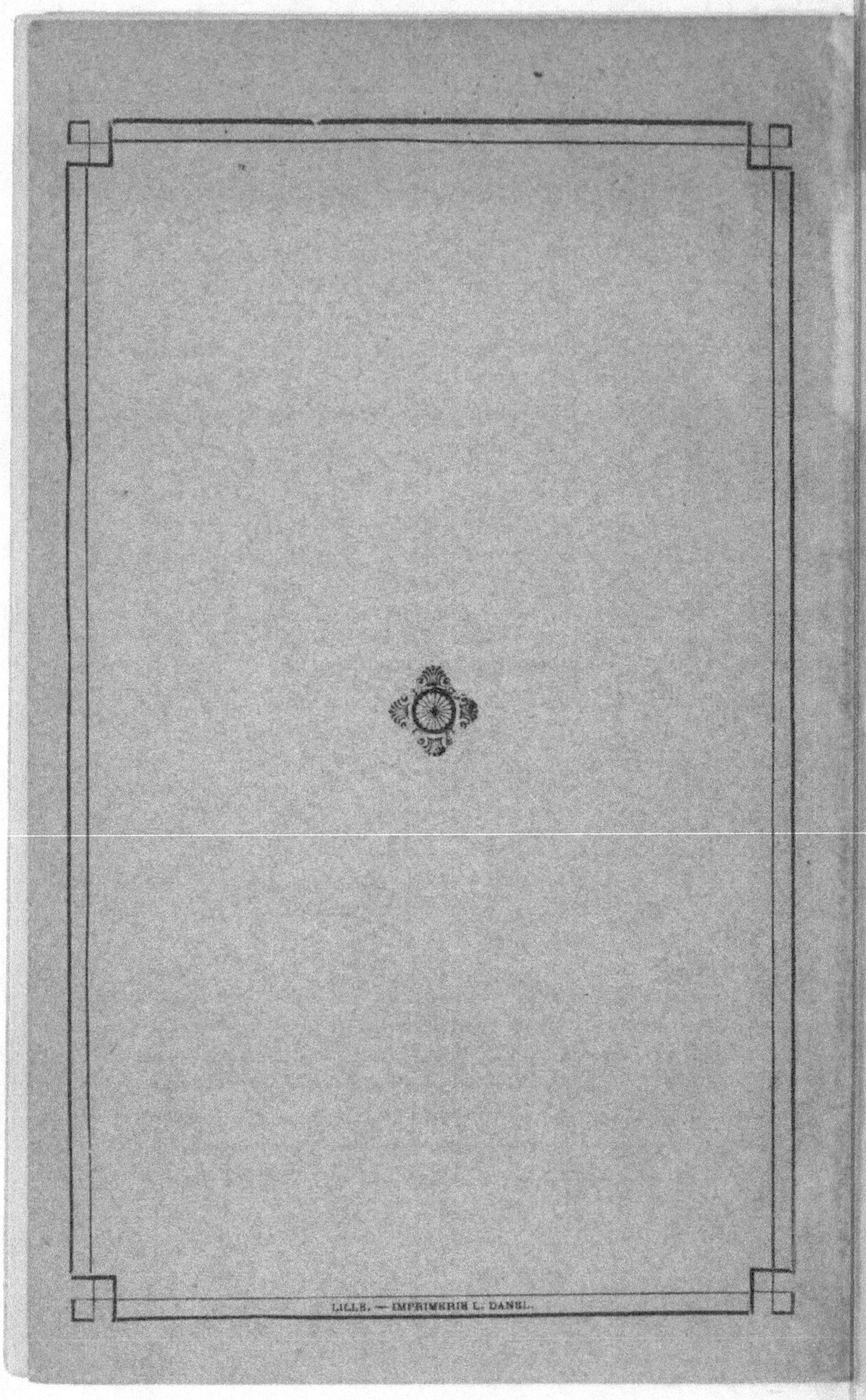

LILLE. — IMPRIMERIE L. DANEL.